The